AF619854

Pasteur

ET LES

Microbes

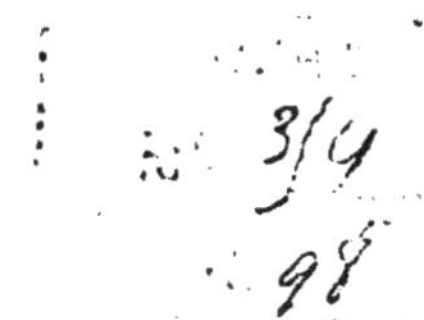

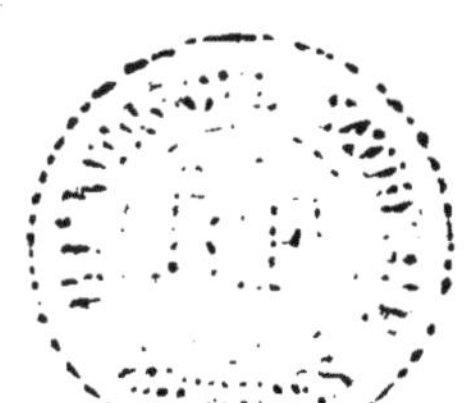

ESSAI DE VULGARISATION SCIENTIFIQUE
DES MÉTHODES ET DÉCOUVERTES
PASTEURIENNES

PAR

LE Dr M. BOUTIRON (O. A. ✿)
(DE LA ROCHELLE)

Prix : 60 centimes

ALENÇON
V[illegible] FÉLIX GUY ET Cie, IMPRIMEURS-ÉDITEURS
11, RUE DE LA HALLE-AUX-TOILES, 11

1899

PASTEUR ET LES MICROBES

Pasteur

ET LES

Microbes

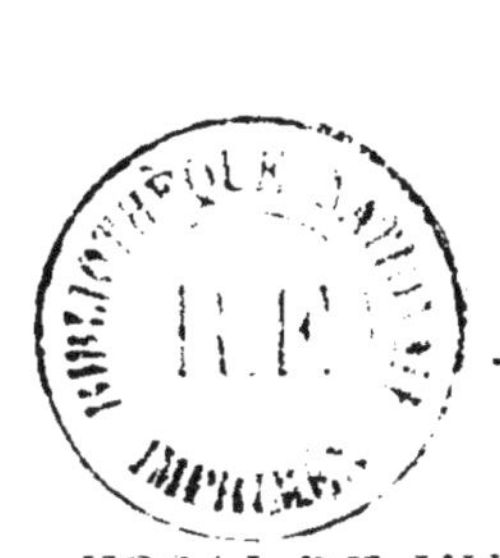

ESSAI DE VULGARISATION SCIENTIFIQUE

DES MÉTHODES ET DÉCOUVERTES

PASTEURIENNES

PAR

LE Dr M. BOUTIRON (O. A. ✿)

(DE LA ROCHELLE)

ALENÇON

VEUVE FÉLIX GUY ET Cie, IMPRIMEURS-ÉDITEURS

11, RUE DE LA HALLE-AUX-TOILES, 11

1899

AVERTISSEMENT

*L'auteur a hésité longtemps à faire paraître ces quelques pages qui ne sont que la reproduction de conférences. Avant de céder aux sollicitations de ses amis, il a cru devoir demander à M. Duclaux, membre de l'Institut de France et directeur de l'Institut Pasteur, l'autorisation de faire imprimer ce modeste essai qui lui fut inspiré par la lecture attachante de « l'***Histoire d'un Esprit.** »

« **Mon livre,** *a répondu M. Duclaux,*
« **n'avait d'autre objet que de grossir**
« **la phalange des admirateurs de Pas-**
« **teur, et tous ceux qui contribuent à**
« **cette œuvre** SONT LES BIENVENUS. »

L'auteur est reconnaissant à M. Duclaux de ces mots d'encouragement et s'en recommande auprès du lecteur, qui ne devra voir en effet, dans ces pages, qu'un faible témoignage d'une grande admiration !

Dr M. B.

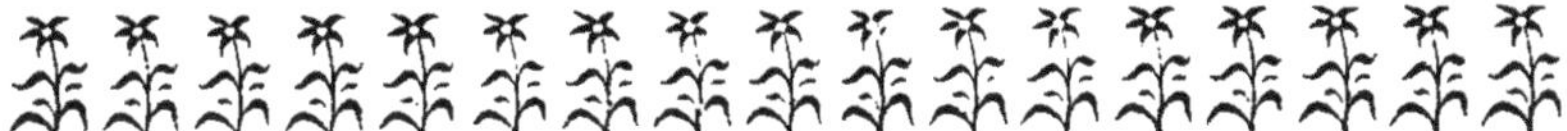

PASTEUR ET LES MICROBES

Les Êtres qui vivent sur notre planète ont été divisés en animaux et végétaux. A la base, la distinction entre ces deux règnes est difficile ; si bien que l'échelle de la vie peut être considérée comme une échelle double, **mais renversée :** l'un des montants offre la série montante des animaux, l'autre la série montante des végétaux ; et ces deux branches sont si intimement liées à leur extrémité inférieure que la science seule permet d'y distinguer les traits d'union et les traits différentiels.

Aux degrés les plus bas de la branche végétale, entre les champignons et les mousses, se trouve la classe des algues à laquelle appartient la famille des bactériacées, plantes **cellulaires**, dont font partie les **microbes** (1).

La **cellule** est l'élément le plus simple connu ; elle est invisible à l'œil nu. Au microscope elle présente une petite masse de forme variable, de matière albuminoïde (2) appelée protoplasme, au centre duquel est un point plus dense, plus foncé, appelé noyau ; et le tout est enveloppé de deux membranes, dont l'une, l'interne, est cellulosique (3), et l'autre, l'externe, est la gélification de la première (4).

(1) De μικρος (*micros*), mot grec qui veut dire petit, et de βίος (*bios*), mot grec qui veut dire vie.

(2) L'albumine proprement dite est connue de tous : c'est le blanc d'œuf ; albuminoïde veut dire « qui ressemble à l'albumine ».

(3) Cellulosique, c'est-à-dire composée de cellulose, matière azotée ; la cellulose est le principe du bois.

(4) La cellule, telle que nous venons de la décrire, et qui est capable de reproduction, est un œuf ; son anatomie d'ailleurs est comparable à celle de l'œuf : le *vitellus* correspond au *protoplasme* : la *vésicule germinative* au *noyau ;* et, comme beaucoup de cellules contiennent aussi un

La cellule, dont nous venons de donner la description générale, est non seulement l'élément le plus simple, mais aussi l'élément fondamental de tous les tissus organiques. Darwin (1), dans sa théorie du transformisme qui porte son nom (darwinisme), en a même fait l'élément initial, primordial du monde. Mais cette théorie s'appuyait sur celle de la génération spontanée, puisque Darwin prétendait que les espèces végétales et animales étaient le résultat d'une première cellule de l'espèce (2), née spontanément, puis transformée et sélectionnée. Or Pasteur, en démon-

second noyau plus petit appelé *nucléole*. le nucléole correspond à la *tache germinative*. — L'œuf, dans son anatomie, représente donc le type d'une cellule. Inversement, celle-ci représente un œuf primordial.

(1) Darwin, philosophe et naturaliste anglais (1809-82).

(2) Lamarck, naturaliste et philosophe français (1744-1829) avait le premier eu cette idée de l'origine cellulaire du monde, mais il n'admettait qu'une seule cellule primordiale pour toutes les espèces tandis que Darwin, après lui, a modifié son idée en admettant une cellule primordiale par espèce. La théorie de Lamarck était donc unicellulaire et celle de Darwin pluricellulaire. Malgré cette différence, Lamarck reste donc le savant qui a eu l'initiative du mouvement d'idées dont est sortie l'école du transformisme.

trant, comme nous le verrons tout à l'heure, qu'il n'y a pas, qu'il ne peut y avoir de génération spontanée, a détruit le fondement du darwinisme. Alors M. Van Tieghem (1), par sa théorie cosmique (2), a fait venir la première cellule d'un météorite, d'un astre quelconque. Mais d'où cette planète, cet astre, ce météorite? Et c'est ainsi que subsiste toujours la question originelle à laquelle il n'a pu être fait de réponse scientifique.

Cette courte digression nous indique cependant que la cellule est un être primaire, intéressant, important, puissant, surprenant de vitalité ; nous nous en apercevrons bientôt.

Chez les bactériacées, elle n'a pas de noyau et elle vit le plus souvent en colonie. Une colonie est la réunion d'individus de même espèce : ainsi l'épi de blé peut être considéré comme une colonie. La colonie bactérienne est donc une colonie de cellules de même espèce.

(1) Membre de l'Institut, professeur au Muséum.
(2) De κόσμος (*cosmos*), monde, planète.

La famille des bactériacées est une famille extrêmement nombreuse, dont chaque membre possède des propriétés spéciales.

Certaines bactéries décomposent l'acide sulfhydrique et vivent dans les eaux, qu'elles rendent sulfureuses ; ce sont les bactéries thiogènes (1) ; d'autres sont chromogènes (2) et possèdent un pigment (3), d'où parfois la coloration bleue du pus, du lait ; il y en a qui produisent de la lumière, elles sont photogènes (4), et la phosphorescence de la mer est souvent produite par elles ; il y a enfin des bactéries **diastogènes** (5) ou **ferments**, et des bactéries **pathogènes** (6) ou **morbides**, qui sont certainement les groupes les plus importants, et auxquels on a donné le nom de **Microbes**.

(1) Des mots grecs γεννᾶν (*ghennân*) qui veut dire engendrer, et θεῖον (*théïon*), soufre.

(2) χρῶμα (*chrôma*), couleur.

(3) Le pigment est une matière colorante que l'on trouve dans les tissus.

(4) De φῶς (*phôs*), lumière.

(5) διαστάσις (*diastasis*), séparation, dédoublement

(6) πάθος (*pathos*), maladie.

C'est à l'étude de ces microbes que Pasteur a immortalisé son nom.

Découvrir ces êtres **invisibles, voir** comment ils se multiplient, vivent en produisant les uns des fermentations, les autres des maladies, était un travail de génie : Pasteur eut ce génie.

Les microbes sont donc des végétaux minuscules et non des animaux minuscules, des **végétalcules**, si nous pouvons nous exprimer ainsi, et **non des animalcules**. Leur dimension est infiniment petite : le microbe de la fermentation alcoolique, par exemple, dont nous parlerons bientôt, a un **millième de millimètre.** Ils se multiplient par scissiparité : une cellule-microbe se coupe transversalement en deux et ainsi de suite, — ou par bourgeonnement : ici il peut arriver que les bourgeons restent momentanément et successivement accolés, par suite de retard dans la gélification de la membrane de séparation, restent en chapelet comme dans la levure de bière.

Ceci dit, nous entrons dans l'œuvre vive de Pasteur.

En 1840, au sortir de l'École normale supérieure, Pasteur se livre d'abord à des travaux de cristallographie, c'est-à-dire à l'étude des lois qui régissent la solidification des liquides. Au cours de ces travaux, il observe, pour la première fois, dans une solution de tartrate droit d'ammoniaque **primitivement limpide**, un développement d'êtres microscopiques qui le troublent et le transforment : il vient de découvrir la **première bactérie**, le **premier microbe.** Pour un esprit ordinaire, le fait eût passé inaperçu ou négligeable. Mais le Hasard avait rencontré le Génie!

A cette époque, la théorie de la génération spontanée régnait, et elle étayait le darwinisme ; défendue par des hommes tels que Pouchet, Jolly, Musset, Frémy, Bastian, Liebig, Claude Bernard, Berthelot, elle paraissait inattaquable : elle n'était qu'inexplicable. Pasteur vient, qui en démontre l'inanité et, **seul contre tous**, impose la vérité en **oppo-**

sant l'esprit des faits aux vues de l'esprit.

Ce fut une lutte homérique, une guerre de savants ; les annales de la science conservent le récit mémorable de ces batailles, et M. Duclaux (1) a narré leur histoire en un style élevé.

Alors, pourquoi ces quelques pages ? Pourquoi ? parce que le livre de M. Duclaux, l'« Histoire d'un Esprit », est l'œuvre d'un savant, ne s'adressant qu'à des savants, et que notre but est de faire une monographie **rapide et sommaire** de vulgarisation scientifique, de ne citer que les faits et expériences intelligibles à tous, de mettre, si possible, la science à la portée de tous, surtout de ceux qui, parce qu'ils ignorent l'œuvre de Pasteur, en méconnaissent le génie et **nient** les microbes au mépris de leur santé et de leur vie.

Heureux si nous réussissons quelque peu

(1) Professeur à la Sorbonne, membre de l'Académie des Sciences et Directeur de l'Institut Pasteur.

à faire entrer dans leur esprit un peu de l'admiration grande dont le nôtre est pénétré !

On croyait donc que le ver qui rampe sur le fromage, que la moisissure qui pousse sur le fruit, que la levure qui nage sur le vinaigre, etc., etc., y étaient nés sans germe, spontanément.

Comment, dit Pasteur, comment la vie pourrait-elle naître de la mort ? et ces levures, que l'on considère comme un effet de la fermentation, d'où viennent-elles ? du néant ? Jamais ! Ces levures sont des colonies d'êtres vivants qui ont trouvé leur terrain, s'y sont développés, y ont produit la fermentation dont ils sont la cause et non l'effet (1).

— Et quel rôle voulez-vous, lui répond-on, que nous attribuions à la levure, lorsque nous voyons tant d'autres fermentations voisines, la fermentation lactique par exemple, s'accomplir sans elle et sans rien qui y ressemble ?

(1) Duclaux, « *Histoire d'un Esprit* », p. 91.

Et lui de répliquer :

— Mais de ce que vous ne les voyez pas, ces germes, est-ce à dire qu'ils n'existent point ? — Et alors se souvenant de ces êtres microscopiques qui avaient troublé sa solution de tartrate droit d'ammoniaque, il se met à chercher dans la fermentation lactique s'il n'y trouverait point quelque organisme aussi. La fermentation lactique est la formation de l'acide de ce nom qui se produit assez souvent et secondairement dans beaucoup de fermentations industrielles. Pasteur examine cette fermentation, regarde au microscope le dépôt qui s'y forme, y rencontre plusieurs espèces d'êtres microscopiques, mais remarque que l'un d'eux est corollaire de cette fermentation, qu'il ne se trouve que dans cette fermentation ; il l'isole, le cultive.

Il l'**isole,** comme un bon jardinier trie sa graine ; il le **cultive,** comme un bon agriculteur son blé, **en terrain approprié.** Aujourd'hui la culture des microbes est facile, parce qu'on en possède les secrets. Mais Pasteur avait tout à créer. Le microbe, plante cellulaire, a, comme les végétaux supérieurs, ses exigences et ses besoins.

Ce n'est donc qu'à force de tâtonnements et d'expériences qu'il trouve le terrain propre à la culture de ce microbe. Il reconnaît que ce microbe ne vit et ne se multiplie que dans les liquides **sucrés neutres** (1), qu'il meurt dans les milieux acides ; il le cultive alors dans un moût sucré où il met du carbonate de chaux ou de la craie qui rend le terrain neutre (2) ; il en obtient des colonies, et avec ces colonies, il produit à son gré la fermentation lactique.

Et au mois d'août 1857, il lit à la Société des Sciences de Lille un mémoire de quinze pages, où il fait connaître le résultat de ses recherches. Mais ses adversaires ne se décla-

(1) C'est-à-dire ni alcalins, ni acides :

(2) Les alcalins sont les bases des sels qui se forment par leur combinaison avec les acides. Le carbonate de chaux fixe l'acide et le neutralise, l'acide carbonique se dégage. La chaux est une base.

rent pas vaincus, discutent son mémoire, si remarquable cependant.

— Et d'où viennent ces germes? lui disent-ils. — D'où? il y en a partout, s'écrie-t-il! il y en a dans l'air; dans le rayon de soleil qui éclaire votre laboratoire, ils pullulent!

Il fallait le démontrer.

Pour le démontrer, il fait l'expérience suivante que nous choisissons entre beaucoup d'autres, parce qu'elle est la plus simple (1) :

Il met des infusions organiques dans plusieurs ballons en verre, puis purifie (2) par l'ébullition l'air de la moitié de ces ballons tandis qu'il laisse pénétrer de l'air non purifié dans les autres. Dans ceux-ci l'air apporte des germes qui se multiplient; dans les premiers, l'infusion reste stérile, sans végétation, tant qu'il n'y laisse pas entrer d'air non stérilisé.

La théorie de la génération spontanée avait vécu.

(1) *Op. cit.*, p. 125.

(2) On dit maintenant « stériliser », c'est-à-dire détruire les germes qui s'y rencontrent. Nous dirons désormais stériliser.

Pasteur ne s'arrête pas là. Nous verrons d'ailleurs que la mort seule pouvait l'arrêter.

Il continue ses travaux sur les fermentations et démontre que, sans microbes, il ne peut y en avoir et que la fermentation est une **fonction de la vie et non de la mort.**

Avec quelle pénétration d'esprit, il voit cet acte vital !

Jusqu'à lui on avait cru que dans les fermentations acétique et alcoolique, la levure était en dehors du phénomène, que tout au plus elle servait d'amorce. Pour expliquer les fermentations, il y avait autant de théories que de savants. Pasteur leur dit : « Vous avez tous tort ; tout ce que vous prétendez est faux ; la fermentation n'est pas une opération simplement chimique mais biologique ; la levure est une colonie d'êtres qui, pour vivre dans un milieu sucré, s'y nourrissent et en changent la composition ; de même que le blé prend à la terre les éléments qui lui sont nécessaires pour son développement, de même le microbe prend au milieu où il se développe, tout ce qui lui convient et en change également la nature ; c'est ainsi que le microbe de la fermentation alcoolique prend au suc du moût de raisin son oxygène, l'acide carbonique se dégage en bouillonnement et l'alcool est la conséquence de ce dédoublement (1), d'où le vin ; et que dans la fermentation acétique, le microbe prend, par sa face supérieure, de l'oxygène à l'air, et le porte par sa face inférieure au vin, qu'il oxyde, d'où le vinaigre qui n'est que du vin oxydé. La manière de vivre de ces deux microbes est plus différente encore : l'un, celui de la fermentation alcoolique, meurt à l'air, il est **anaérobique** (2) ; les vendangeurs savent bien que la fermentation se ralentit dès que la râpe (qui porte le microbe, nous le verrons plus loin) surnage ; l'autre, au contraire, ne vit qu'à l'air, il est **aérobique** ; les vinaigriers savent, eux aussi, que l'acétifica-

(1) Nous verrons à la page 51 de cet ouvrage qu'il y a là une *diastase*.

(2) de ἀήρ (*aër*), air, et βίος (*bios*), vie, ἀνά (*ana*), contre.

tion se ralentit et même s'arrête dès que la levure se déchire et plonge. »

Vie aérobie, vie anaérobie (1) ! Quelle surprise pour Pasteur quand il constate la première fois cette possibilité pour la plante de vivre sans air ! C'est en examinant ces microbes au microscope, qu'il remarque qu'entre les deux lamelles de verre où il les a placés pour les examiner, ceux-là — les anaérobiques — meurent à la périphérie où l'air arrive et vivent avec intensité au centre où l'air n'arrive pas et qu'inversement ceux-ci — les aérobiques — meurent au centre et vivent à la périphérie ! Rien n'échappe à son grand esprit d'observation ; il **voit** tout ; il prouve tout ce qu'il voit et tout ce qu'il avance ; il n'avance rien d'ailleurs qu'il n'ait maintes preuves en mains.

Ainsi orienté, il va trouver les vinaigriers d'Orléans, leur démontre que cette pellicule (2) qui nage sur leur vin, est une colonie

(1) *Op. cit.*, p. 103.
(2) *Op. cit.*, p. 155.

de microbes qu'il appelle mycoderme (1), et que le paysan appelle, avec raison, mais sans le comprendre, la mère du vinaigre.

Les vinaigriers avaient remarqué que cette pellicule suivait les phases de l'opération, et que, quand elle disparaissait, il y avait chômage à l'usine.

Mais ils croyaient que c'était le courant d'air chaud qu'ils faisaient passer à travers le vin à aigrir qui produisait l'acétification. Pasteur leur prouve qu'on peut faire aigrir du vin sain sans courant d'air chaud avec un peu de mycoderme, et qu'on ne peut le faire aigrir sans mycoderme avec le courant d'air chaud. Il leur apprend à soigner le mycoderme du vinaigre, leur dit qu'il y a levure et levure, que cette petite plante a ses races et ses variétés, et que la qualité du produit dépend de la qualité de la levure, que celle-ci doit être pure pour

(1) Mycoderme, de μυκής (*mykès*), champignon et δέρμα (*derma*), peau ; il croyait, en effet, que cette peau était formée de champignons. aujourd'hui on sait que ce sont des algues.

que la fermentation s'opère vite et bien, que les microbes d'autre nature sont comme les mauvaises herbes qui nuisent au développement du froment, qu'ils ont, comme toute plante une température où ils vivent mieux, que le courant d'air chaud donne cette température et rien de plus ; il leur apprend, en un mot, à sélectionner et à cultiver le mycoderme : et depuis, ils ne connaissent plus le chômage.

Pasteur en est arrivé à penser que le vinaigre est une maladie du vin. Eh bien ! se dit-il, et les autres maladies du vin ? Ce sont probablement des maladies microbiennes aussi. Et il cherche, et il trouve.

Le vin de Bordeaux tourne (1), celui de Bourgogne devient amer, le Champagne file. A ce moment le phylloxera n'étant pas encore venu, il y avait des caves et du vin naturel partout. Pasteur va dans ces caves, **armé de son microscope et de son génie.** Et toutes

(1) *Op. cit.*, p. 168.

les fois que les dégustateurs lui signalent une viciation de goût particulière, il trouve un microbe particulier. Il fait si bien qu'il en arrive à faire l'épreuve inverse, c'est-à-dire à indiquer d'avance la saveur d'un vin en examinant son dépôt.

Connaissant la cause des maladies du vin, il en cherche le remède. Les traitements chimiques ne produisent rien. Ayant remarqué qu'à la température de 50° ces microbes perdaient leur puissance, il conseille le chauffage des vins, crée l'appareil qui porte son nom et indique la *Pasteurisation* qui permet de conserver les vins toujours sains, sans leur enlever ni leurs qualités ni leurs bouquets. Nos ménagères font de la pasteurisation sans le savoir quand elles font bouillir leur lait pour le conserver, et nos cuisinières, leur bouillon.

Pasteur ne quitte pas les vins avant d'avoir prouvé que là aussi il y a un microbe de fermentation alcoolique. Il le trouve, ce microbe, sur le bois, sur la graine du raisin ; mais il ne le trouve qu'à l'époque de la maturité :

tant que le raisin est à l'état de verjus, il n'y en a pas; le microbe qui est dans l'air, autour de-lui, ne s'y arrête pas ou meurt parce que son terrain **n'est pas prêt**. Il remarque aussi que les grains n'en ont pas tous. De là les expériences suivantes (1) :

Il examine des grappes au microscope, ne prend que des graines qui ne portent pas de microbes, les met en cuve, les foule et... rien ne fermente. Il y apporte des microbes ou une graine qui en porte et... aussitôt la fermentation commence. Cette expérience ne lui suffit pas.

Il passe sur la surface d'un raisin et sur le bois d'une grappe un pinceau de blaireau bien propre, en retire une goutte trouble qui, au microscope, montre des corpuscules de couleur généralement brune; ce sont les microbes; il les porte dans un moût sucré et en quelques heures la fermentation se produit.

(1) *Op. cit.*, p. 270. — La première note de Pasteur sur la fermentation alcoolique date de 1860.

Cette expérience ne lui suffit pas encore. Il lui en faut une plus large.

Il fait construire des serres; à l'époque de la formation du raisin, il y fait entrer une branche de treille; il purifie l'air de ses serres, le stérilise : à la maturité aucune graine des serres ne porte de microbes, tandis que les graines des raisins laissés au dehors en sont couverts; les raisins des serres ne peuvent donner du vin; ceux du dehors fermentent.

La bataille est gagnée : les fermentations sont bien produites par des microbes spécifiques (1). Aussi n'en parlerons-nous pas plus longuement. Nous dirons cependant que c'est encore Pasteur qui, par ses travaux sur le microbe de la bière, répand en France cette industrie alors presque exclusivement allemande. C'est au lendemain de nos désastres de 1870. Pasteur reprend ainsi quelques-uns de nos milliards à nos spoliateurs.

(1) De *species*, espèce et de *facere*, faire.

De ce qui précède, de toutes ces découvertes où nous avons suivi Pasteur d'étapes en étapes, il résulte que tous les microbes ne sont pas nuisibles, qu'il y en a même de fort utiles, tel celui de la fermentation alcoolique. Par contre, il y en a de terribles pour nos animaux et pour nous-mêmes. Nous allons examiner comment Pasteur arrive à vaincre ces ennemis. Et nous verrons que ses victoires sont autrement plus glorieuses et utiles que celles de nos plus grands conquérants. De ceux-ci les victoires se comptent par des milliers d'existences sacrifiées sur le champ de bataille; de Pasteur, les victoires se compteront par des millions d'existences arrachées à la mort.

En 1865, le sud-est de la France, qui vit de l'élevage des vers à soie, était menacé de la ruine : les vers se mouraient. Pasteur va sur les lieux étudier la maladie (1), en cherche la

(1) *Op. cit.*, p. 194.

cause; il trouve les malades envahis par de petites grosseurs que les magnaniers (1) appelaient corpuscules, il prend ces individus corpusculeux et pendant quatre ans (quelle persévérance!) il étudie la marche de cette maladie, la suit **à travers les transformations** de cet animal; par une série d'expériences et d'observations, il voit qu'il a affaire à un microbe, même à deux, car les vers à soie mouraient aussi autrement que par les corpuscules. Nous n'entrerons pas dans les détails. **Nous avons hâte d'arriver à la grande découverte**. Mais Pasteur une fois pénétré de son sujet apprend aux éleveurs à manier le microscope, à distinguer les bonnes graines des mauvaises, à en faire la sélection et finalement à se débarrasser d'ennemis qui, depuis vingt ans, les appauvrissaient et menaçaient de les ruiner. Que de millions là encore il conserve à la France!

Déjà les idées de Pasteur avaient stimulé

(1) On appelle ainsi les éleveurs de vers à soie.

les chercheurs de microbes (1). Davaine avait découvert celui du charbon, de la pustule maligne. M. Koch en avait étudié la vie. Pasteur vient qui trouve le remède à cette désastreuse maladie.

Il y avait en Beauce des champs maudits, en Auvergne des montagnes dangereuses qui devaient leurs noms à ce que les animaux qui y allaient paître mouraient bientôt du charbon. Pasteur va visiter ces champs, devenus maudits depuis qu'on y avait enfoui des cadavres d'animaux morts charbonneux ; il y aperçoit (2) des tortillons d'humus apportés

(1) Les microbes ont depuis reçu bien des appellations. Ils sont appelés souvent bactéries ou bactéridies du nom de leur famille, les bacteriacées; ils sont appelés plus souvent encore du nom de celui qui les a vus les premiers ou du nom de la maladie qu'ils déterminent; enfin, ils sont dits bacilles, quand ils ont une forme allongée (de *bacillus*, bâtonnet); spirilles, de spire, quand ils ont la forme heliçoïde; *coccus*, (de *κόκκος*, *coccos*, baie, pépin, petits fruits *ronds sans noyau*) quand ils ont la forme arrondie. Ainsi l'ont dit couramment : bacille de Koch qui, le premier, vit le microbe en bâtonnet de la tuberculose; bacille d'Eberth ou de la fièvre typhoïde; pneumocoque ou *pneumococcus*, microbe de la pneumonie.

(2) *Op. cit.*, p. 354.

à la surface du sol par des vers de terre; il examine ces tortillons, y retrouve le microbe de Davaine ou la bactéridie du charbon, l'étudie sur des moutons, le cultive en bouillon concentré, le met, somme toute, en son terrain : dans la terre, qui n'était pas son terrain, ce microbe restait à l'état latent, comme le blé dans la grange, jusqu'à ce qu'un mouton en paissant lui offrît son milieu de culture.

A ce moment, on ne niait plus les microbes, avons-nous dit; mais on se demandait : Sont-ils effet ou cause? Pasteur démontre qu'ici, comme dans les fermentations, ils sont la cause.

Il prend une goutte de sang charbonneux — **comprenons bien cette série d'expériences** (1) — il prend une goutte de sang charbonneux, la met en dissolution dans de l'eau, pousse la dissolution jusqu'au milliardième; les éléments du sang y sont pour ainsi dire noyés dans un océan, il ne les voit plus, mais il voit les microbes qui se sont multi-

(1) *Op. cit.*, p. 313.

pliés. Or, une goutte de cette dissolution au milliardième tue un lapin aussi bien que l'aurait fait une goutte de sang charbonneux. Ce n'est pas tout. Pasteur filtre la dissolution, retient les microbes et la dissolution **sans microbes** ne tue plus. Est-ce à dire qu'il n'y a que le microbe qui tue, se demande Pasteur ? Non : il cultive ces microbes dans un bouillon, les voit s'y multiplier et se tenir accolés par une matière visqueuse; il filtre, retient les microbes, injecte de cette **matière visqueuse sans microbes** à un lapin qui meurt charbonneux. Donc, affirme Pasteur, cette viscosité est **une sécrétion toxique des microbes, c'est bien là le poison** (1).

Mais concurremment à l'étude du charbon — **nous approchons de la grande découverte** — Pasteur étudie le choléra des poules. Pendant les vacances de 1879 (2), des cultures du microbe de ce choléra, laissées fertiles par

(1) Désormais nous emploierons les mots *toxine* et *antitoxine* pour désigner les *poisons et contrepoisons*.

(2) *Op. cit.*, p. 348.

Pasteur en son laboratoire, deviennent stériles. A la rentrée des vacances, les trouvant stériles, il allait les jeter quand l'**idée géniale** lui vient de voir ce qu'elles donneraient **comparativement** à des cultures fertiles, jeunes, pleines de vie. Il inocule donc cette culture **vieille** à des poules qui ne deviennent pas malades, puis il inocule des cultures **jeunes** à ces **mêmes poules** et **aussi à d'autres :** les poules, qui avaient préalablement reçu la culture **vieille**, restent bien portantes, les autres meurent du choléra.

Pasteur venait de découvrir le vaccin qui n'est autre chose que du virus atténué, devenu immunisant.

Jenner (1), le premier, avait découvert un vaccin (de *vacca*, vache), celui de la variole, en observant que les femmes qui, ayant aux mains des gerçures ou érosions, trayaient les vaches atteintes de cowpox (2), restaient

(1) Célèbre médecin anglais (1749-1823).

(2) *Cowpox*, sorte d'éruption qui se manifeste sur les trayons des vaches.

indemnes de la variole épidémique. La découverte de Jenner était empirique, tandis que celle de Pasteur est expérimentale. En l'état actuel de la science, on ne saurait dire que le vaccin de Jenner soit analogue au vaccin de Pasteur, que le virus du cowpox soit un virus atténué de la variole. Le vaccin de Jenner, quoique merveilleux d'efficacité, reste empirique ; celui de Pasteur est tout à fait scientifique.

C'est là, la découverte du vaccin du choléra des poules, c'est là la grande découverte d'où devaient découler toutes les autres, celle du vaccin du charbon d'abord, puis celui de la rage, du croup, du tétanos (1), de la peste (2) et d'où bientôt, c'est

(1) Au mois d'août dernier, un tétanique a été guéri entre autres, à l'hôpital Necker, par l'inoculation intracérébrale d'un vaccin antitétanique ; l'inoculation sous-cutanée a une marche lente ; il fallait agir vite ; on trépana le malade, c'est-à-dire, on lui ouvrit la boîte crânienne à l'aide du trépan.

N. B. — L'Institut Pasteur délivre actuellement du vaccin antitétanique.

(2) Quant à la peste, on sait que le Dr Yersin en a trouvé

notre espérance et notre conviction, le traitement de toutes les maladies contagieuses, microbiennes, qui sont aussi nombreuses que meurtrières.

En effet, Pasteur porte sur le terrain charbonneux le même procédé que pour le choléra des poules. Il cultive ce microbe, nous l'avons déjà vu, essaye, sur des cobayes ou cochons d'Inde, ses bouillons de culture, arrive à connaître à **quel âge** la culture devient immunisante. Alors il étonne le monde.

« **Jusqu'ici il avait la gloire ; il va avoir l'immortalité**. »

Il propose l'expérience suivante (1) : prendre 50 moutons sains, en inoculer 25 de virus atténué, de vaccin, puis quinze jours après (car il a remarqué qu'il faut quinze jours pour que le vaccin ait produit son effet), injecter

le vaccin qui lui donne actuellement à *Bombay* de très beaux résultats.

(1) *Op. cit.*, p. 359.

aux 50 du sang charbonneux. « Vous verrez, affirme-t-il, que les 25 vaccinés ne deviendront pas malades et que les 25 autres mourront du charbon. »

L'expérience publique a lieu au mois de mai 1881, dans une ferme de Pouilly-le-Fort, en présence d'académiciens, de médecins, de vétérinaires, d'agriculteurs. **Et tout arrive comme l'a prédit Pasteur.**

Désormais la voie des virus atténués, immunisants, est ouverte ; il va la poursuivre et ses collaborateurs après lui ; voie fertile et pleine d'espérance.

De plus en plus convaincu que toute contagion est microbienne, que toute fermentation est microbienne, Pasteur conclut que le pus qui est **souvent** contagieux doit être **là** microbien, que la putréfaction qui par **fermentation** devient **gazeuse**, doit être microbienne. Et il trouve ce microbe **septique** (1). Et il dit aux chirurgiens que c'est leur malpro-

(1) De σήπειν (*sèpeïn*), corrompre.

preté qui cause leur insuccès; il leur dit que s'ils perdent leurs opérés c'est qu'ils laissent entrer dans la plaie le microbe de la septicémie qu'ils l'y portent avec leurs mains impures, leurs instruments contaminés, leurs pansements sales; il leur dit que ce qui cause les épidémies de fièvre puerpérale (1) qui déciment les Maternités, c'est le médecin et son personnel qui transportent le microbe d'une femme malade à une femme saine; et il le dit avec tant de conviction, avec tant de preuves, que les chirurgiens l'écoutent, le croient, suivent ses conseils, font de l'**asepsie** (2) et de l'**antisepsie** (2) et portent la

(1) Le microbe de la fièvre puerpérale est un streptocoque en chapelet, semblable à celui de l'érysipèle. — c'est l'agent principal des suppurations — [illegible] le même que celui de la septicémie : le pus n'est pas toujours *septique*. M. Marmoreck, de l'Institut Pasteur, a su le cultiver et en extraire un vaccin que fournit l'Institut Pasteur.

(2) De ἀ, privatif; de ἀντι (*anti*) contre; et de σήπειν (*sépein*), corrompre. Lister, de Londres, et Alph. Guérin, de Paris, avaient déjà *indiqué* l'antisepsie et l'asepsie et préconisé les pansements ouatés et phéniqués. Pasteur, en montrant *la cause, a vaincu* les dernières résistances des chirurgiens.

chirurgie moderne au plus haut degré d'audace et de perfection !

Cependant Pasteur continue sa route. Nous arrivons à la dernière étape de sa vie, **à la rage** (1).

Ici le microbe n'est pas encore connu. Il ne peut donc opérer comme dans le charbon et le choléra des poules. Il remarque que la rage se manifeste surtout par des excitations des centres nerveux ; il en conclut que ce sont la moelle et le cerveau qui doivent être le lieu d'élection de ce microbe **qu'il ne voit pas.** Il donne la rage à des chiens en leur inoculant le virus sous les enveloppes du cerveau, après trépanation (2), arrive par une série d'expériences et d'inoculations virulentes sur des lapins à remarquer que ce virus se renforce en passant du chien au lapin, à remar-

(1) *Op. cit.*, p. 363. Pasteur a découvert aussi par les mêmes procédés le traitement du rouget du porc : nous n'en parlerons pas.

(2) Opération qui consiste à ouvrir la boite crânienne à l'aide d'un instrument, le trépan.

quer par contre qu'il **s'atténue à l'air**, comme l'avait fait le virus du choléra des poules pendant les vacances, à connaître le moment propice où il faut sacrifier le chien (1): il en laisse alors sécher la moelle à l'air, puis en inocule à l'homme mordu, le vaccine, le préserve d'une mort affreuse entre toutes.

Par cette dernière découverte, Pasteur prouve une fois encore que les maladies contagieuses sont microbiennes, puisque, le microbe n'en étant pas connu, il arrive à le cultiver **sans le voir**, à en atténuer la sécrétion toxique, le virus, et à le rendre immunisant et préservateur.

Plus de trente mille personnes ont subi aujourd'hui son traitement. La mortalité est devenue inférieure à 5/1000 : avant, toute personne mordue était condamnée à une mort prochaine.

Tout à l'heure nous avions donc bien raison de dire que par ses travaux, Pasteur avait

(1) C'est le quatorzième jour que la rage se déclare chez le chien.

conservé des millions de francs à la patrie, et qu'il conserverait des milliers d'êtres à l'existence.

Pasteur avait accompli son œuvre de génie.

Il a, avant de mourir, la consolation suprême de voir que son œuvre ne périra pas avec lui, et que ses élèves et collaborateurs, désormais armés, pourront à leur tour marcher avec succès dans la voie éclairée par lui d'un rayon si lumineux.

En effet, MM. Behring (1) et Roux (2), découvrent le traitement du croup.

Ici, comme là, c'est toujours une culture vieille, un virus atténué, immunisant. Contre le choléra des poules et le charbon, Pasteur avait cultivé le microbe dans du bouillon ; contre la rage, il l'avait cultivé dans le cerveau du chien. Contre le croup, M. Behring **essaie le premier** de le cultiver dans le sang d'un animal, et M. Roux, enfin, le cul-

(1) De Berlin.

(2) Sous-directeur de l'Institut Pasteur.

tive **avec succès** dans le sang **du cheval vivant.**

Il choisit le cheval parce qu'il est assez réfractaire à la diphtérie et que c'est un animal qui a une grande quantité de sang, ce qui permet d'avoir en une seule saignée le plus de sérum (1) **antidiphtérique.**

Ainsi M. Roux immunise un cheval par des inoculations **successives et progressives** de la toxine diphtérique ; quand le cheval est immunisé, il le saigne à la jugulaire, en retire le sérum, l'injecte sous la peau du malade et le guérit.

Ce fut avec une joie bruyante que les mères apprirent un jour qu'elles ne verraient plus leurs bébés mourir dans l'asphyxie fatale de la diphtérie et du croup (2) !

(1) Le *sérum,* partie liquide du sang, que l'on obtient en laissant reposer le sang ; la partie solide (les globules et la fibrine qui forment le caillot) va au fond du vase, le sérum surnage.

(2) Le croup est la localisation au larynx de la diphtérie, maladie générale qui est l'intoxication généralisée de l'organisme.

La **sérothérapie** (1) est le traitement qui consiste, selon la découverte de MM. Behring et Roux, à inoculer à l'homme du sérum d'un animal dont le sang a été rendu immunisant par des inoculations progressives d'une toxine microbienne.

La sérothérapie est essentiellement française. Ce furent MM. Héricourt et Ch. Richet qui, les premiers, traitèrent des lapins malades avec des injections de sang de chiens guéris d'une inoculation antérieure du microbe spécifique. C'est ensuite M. Bouchard qui montra que le sérum sanguin jouit des mêmes propriétés que le sang tout entier. C'est enfin M. Roux qui guérit le croup par des injections de sérum de cheval immunisé.

Il est maintenant facile à nous de comprendre que par suite d'intoxications **successives et progressives**, le cheval puisse s'habituer au poison et devenir **immunisé**. C'est là de l'immunité acquise comme celle

(1) De *sérum* et de θεραπεύειν (*thérapeuéïn*), guérir.

qui s'acquiert par une première atteinte d'une maladie contagieuse. On peut lui comparer l'immunité naturelle dont jouissent par accoutumance, acclimatement, les habitants des régions, pays ou climats où règnent endémiquement certaines affections microbiennes qui atteignent, au contraire, si facilement les étrangers, tant qu'ils ne sont pas acclimatés, accoutumés. Mais l'explication de cette accoutumance, de cette immunité manquait. M. Metchnikoff (1) la trouve.

Pasteur, pour immuniser un chien contre la rage, pour l'accoutumer à ce virus et l'y rendre réfractaire, opérait ainsi : le 1er jour il inoculait un virus vieux de 15 jours, parce qu'il avait remarqué qu'à cet âge le virus était supporté par le chien ; le 2e jour il inoculait un virus de 14 jours, et ainsi de suite jusqu'au 15e jour, où il inoculait un virus d'un jour, c'est-à-dire un virus jeune, fertile, dans toute sa force ; il avait remarqué que, par ces ino-

(1) De l'Institut Pasteur.

culations progressives et successives, le chien arrivait à supporter sans danger une inoculation très virulente : il était, à ce moment-là, immunisé. Et comme la rage inoculée à l'homme par morsure met au moins un mois pour se déclarer, il en conclut que par inoculations progressives, il aurait le temps d'immuniser l'homme contre le virus introduit dans son organisme, avant que ce virus eût atteint son acuité dangereuse. De là l'immunité acquise, **préservatrice,** de là le **vaccin** antirabique si merveilleux dont nous avons parlé tout à l'heure. Nous avions besoin de connaître dans ses détails la manière pasteurienne d'immuniser le chien d'abord, l'homme ensuite, pour bien saisir et comprendre la découverte de M. Metchnikoff.

Le sang comprend des globules rouges, des globules blancs et le plasma (1); les globules rouges et le plasma sont les fixa-

(1) Le *plasma* est le sérum du sang *chargé des produits assimilables de la digestion,* qu'il va ensuite porter dans tout notre organisme. — Dans une saignée, le sang, une

teurs des produits nourriciers (oxygène de l'air et peptones (1) alimentaires), ils sont ensuite les semeurs, dans tout l'organisme, de ces produits nutritifs qui entretiennent la vie ; les globules blancs, appelés leucocytes (2), ont une autre mission, d'autres propriétés.

M. Cohneim avait découvert que ces leucocytes avaient la faculté de sortir des vaisseaux sanguins pour pénétrer dans nos tissus (3) : ce sont eux qui se réunissent, par exemple, sous forme de pus, autour des corps étrangers (une épine, une écharde), et l'**expulsent.** M. Metchnikoff leur découvre une autre propriété, bien extraordinaire, **mais facile à**

fois reposé, se dédouble en un caillot qui comprend les globules et les produits assimilables de la digestion, et en sérum qui surnage, et qui est du plasma *sans* produits de la digestion. — Dans la circulation, les globules rouges ne fixent que l'oxygène de l'air qu'ils portent dans tout l'organisme ; et ils fixent ensuite l'acide carbonique qu'ils rapportent aux poumons, où il s'exhale.

(1) Les peptones sont nos aliments rendus assimilables par la digestion : ce sont des matières albuminoïdes.

(2) De λευκος (*leucos*) blanc, et κυτός (*kytos*) cellule.

(3) Cette sortie des vaisseaux a reçu le nom de diapédèse, de διαπηδάω (*diapédaô*), s'élancer au dehors.

voir au microscope (1). Il découvre que ces leucocytes, chez les animaux en train d'être immunisés, comme nous avons vu Pasteur le faire pour la rage, commencent par fuir les microbes inoculés, puis peu à peu, et au fur et à mesure des inoculations progressives, qu'ils finissent par s'approcher d'eux, par venir en nombre de plus en plus grand, qu'ils finissent ainsi par les entourer, les digérer; tandis que, chez l'animal non vacciné, ils restent éloignés des microbes. Il en conclut que le vaccin habitue les leucocytes à la toxine microbienne, qui d'abord les éloigne, que le vaccin les dresse comme on dresse un chien à la chasse et que finalement ces leucocytes, habitués, accoutumés, dressés, vont audevant des microbes et les mangent.

A cette digestion des microbes par les leucocytes, on a donné le nom de phagocytose, de φαγεῖν (*phaghéïn*), manger, et κυτός (*kytos*),

(1) *Op. cit.*. p. 391.

cellule : les leucocytes deviennent **mangeurs de microbes** ou **phagocytes.**

Les leucocytes ou phagocytes forment donc ce que l'on peut appeler notre armée territoriale ; ils sont là toujours prêts à se porter aux points attaqués de notre territoire organique, de notre organisme. Ce sont eux qui veillent sur notre santé, accompagnent nos globules rouges, **armée nourricière** de notre corps, les protègent, font la ronde, guettent l'ennemi, le chassent par le pus ou le mangent par phagocytose. Seulement il y a des ennemis plus ou moins redoutables ; les microbes si dangereux, si toxiques, effrayent d'abord nos phagocytes ; mais ceux-ci s'y habituent ou on les y habitue par des inoculations progressives, et alors ils surmontent leur première répugnance et ils font leur devoir, vont à l'ennemi, entrent en lutte : véritable lutte pour l'existence dont la nôtre est le prix.

C'est que la lutte pour l'existence se poursuit du haut en bas de l'échelle de la vie dont nous parlions au commencement de ces pages ;

elle existe aussi bien dans la branche végétale que dans la branche animale, chez les êtres inférieurs que chez les êtres supérieurs, aussi bien entre loups qu'entre hommes, entre cellules qu'entre céréales : l'ivraie contre le blé, le phagocyte contre le microbe !

Darwin l'avait deviné (1) ; Pasteur l'avait trouvé ; M. Metchnikoff le prouve.

Que d'horizons philosophiques la science pasteurienne nous a ouverts ! Mais passons et restons sur le terrain scientifique — déjà si riche.

La microbiologie, ou connaissance de la vie des microbes, et la phagocytose détruisent ou expliquent toutes les vieilles théories de miasmes, diathèses, tempérament, génie épidémique, c'est-à-dire la plus ou moins grande gravité des épidémies : le miasme, c'est le microbe qui est **autour** de nous ; la diathèse, c'est le microbe qui est **en** nous ; le tempérament

(1) Et c'est de cette lutte pour l'existence que Darwin avait conclu à la sélection et au transformisme.

c'est l'activité plus ou moins grande de nos leucocytes, de nos phagocytes ; le génie épidémique, c'est la virulence plus ou moins énergique de nos microbes toxiques. Et l'un des facteurs de cette vitalité des uns, de cette toxicité des autres est la température. Ainsi le froid paralyse certains microbes : la glace retarde la putréfaction des cadavres ; le froid ralentit l'activité de nos phagocytes. Pasteur avait bien démontré cette influence de la température par la curieuse expérience que voici. Ayant remarqué que la poule et la grenouille étaient réfractaires à la maladie du charbon à **leur température normale,** il refroidit par des bains de pieds froids une poule (1), lui inocule la toxine charbonneuse et la poule meurt du charbon ; il réchauffe une grenouille (2) par des bains tièdes, lui inocule cette même toxine et la grenouille meurt charbonneuse.

(1) La poule a en effet une température supérieure à celle du mouton, qui devient, lui, si facilement charbonneux.

(2) La grenouille a une température très inférieure à celle du mouton.

Donc, peut-il affirmer, si la poule et la grenouille résistent ordinairement au microbe charbonneux, c'est que l'une est trop chaude et que l'autre est trop froide.

Cette expérience explique pourquoi le refroidissement est si souvent chez l'homme la cause occasionnelle de la pneumonie, par exemple, dont nous portons constamment dans la bouche le **pneumocoque**, le microbe, à l'état latent.

Ceci peut expliquer aussi, par l'influence de la température, des saisons et des latitudes, la genèse des épidémies et des endémies.

Mais si la phagocytose explique tous ces phénomènes jusque-là si obscurs; si elle explique aussi comment le surmenage physique ou moral et la peur, en ralentissant notre vitalité et par suite celle des phagocytes et les mettant dans un état d'infériorité à l'égard des microbes, nous livrent sans défenseurs aux toxines; si elle explique surtout le mécanisme physiologique du vaccin préventif ou préservateur; si elle explique le vaccin antirabique qui est préventif, elle n'explique pas comment, chez un être envahi par des microbes, sans vaccination **préventive**, il suffit d'inoculations **postérieures** à cet envahissement pour le guérir; elle n'explique pas, en un mot, le vaccin **curateur**. Ici on est tenté de croire, avec M. Behring, à la présence dans ce vaccin curateur d'une antitoxine qui neutralise l'effet de la toxine. Et c'est dans cette voie **révélée par M. Behring** que les savants cherchent aujourd'hui le remède à nos maladies microbiennes.

Rappelons-nous maintenant cette série remarquable d'expériences, de la dissolution au milliardième de sang charbonneux, du filtrage de cette dissolution et du filtrage de la culture microbienne, expériences où Pasteur vit la **sécrétion cellulaire**, la toxine. Et nous pourrons penser avec MM. Behring et Roux que la cellule — la cellule-leucocyte — peut bien sécréter l'antitoxine comme la cellule-microbe sécrète la toxine. — Voici d'ailleurs une expérience qui montre une fois de plus le pouvoir sécréteur de la cellule. M. Buchner, de Vienne, écrase les microbes de la levure alcoolique ; combien difficilement ! écraser des êtres si infiniment petits est, nous le comprenons, œuvre délicate et difficultueuse. Il écrase ces microbes de la fermentation alcoolique, les tue par écrasement, en exprime le jus, met ce jus **sans microbes** dans un moût de raisin **qui fermente**. Il y a donc **dans** ces microbes une matière chimique, une **diastase**(1) capable de faire de l'alcool par dédoublement sans avoir besoin de la plante **vivante** qui, selon Pasteur, nous nous le rappelons, produisait cette fermentation par conséquence de sa nutrition (2).

(1) *διαστάσις*, séparation. Matière amorphe que l'on retire de l'orge. Elle existe aussi dans nòtre salive où elle est, là encore, sécrétée par des cellules dont les colonies forment les glandes salivaires ; elle a la propriété de transformer le sucre en glycose et en alcool (fermentation) et nos aliments féculents en dextrine d'abord et en glycose ensuite pour les rendre propres à l'assimilation (digestion).

(2) Page 19 de l'ouvrage.

L'expérience de M. Buchner donne une autre explication aux découvertes de Pasteur sur les fermentations, mais n'en détruit nullement la valeur ni le cachet génial (1). Bien au contraire, elle confirme cette haute idée qu'avait le Maître du travail intense de la cellule, du rôle si considérable qu'elle joue dans le monde. Cette diastase sécrétée par le microbe de la fermentation alcoolique est une nouvelle preuve du pouvoir secréteur des **cellules** : ici une diastase, là une toxine ; par-

(1) Pasteur a découvert le premier le pouvoir sécréteur de la cellule microbienne (nous l'avons vu page 31), par ses inoculations toxiques, virulentes, de la viscosité où baignaient les microbes du charbon. Depuis, les microbiologistes ont remarqué que ce pouvoir sécréteur pouvait être interne, que le microbe pouvait être toxique, mais que le liquide qui le baigne pouvait ne pas l'être : c'est le cas du microbe de la tuberculose, et M. Koch, de Berlin, lui aussi broie les bacilles tuberculeux pour en extraire la tuberculine. Donc les expériences de MM. Koch et Buchner ne font que confirmer ce qu'avait avancé Pasteur, à savoir que la cellule dans les fermentations comme dans les maladies était la cause et non l'effet et que fermentations et maladies étaient une *résultante* de *la vie* de la cellule, puisque toxine et diastase en sont les produits vitaux.

tout elles manifestent leur pouvoir; M. Behring en étend la puissance jusqu'à ce rôle bienfaisant d'antitoxine qui doit couronner l'œuvre de Pasteur!

Que de chemin parcouru depuis le premier microbe découvert par Pasteur! Que de lumière là où il n'y avait que la nuit!

Il y a quelques années, nous eûmes la faveur de visiter l'Institut Pasteur. C'était à l'heure des inoculations antirabiques; ils étaient là plus de quarante, venus pour chercher l'espérance et la vie; il y en avait de tous les pays, de toutes les langues; tous portaient empreinte sur le visage cette expression de reconnaissance qui part du cœur.

Quel spectacle! Nous en étions émus. Notre émotion devint de l'admiration quand nous vîmes tous ces vaillants chercheurs de microbes, de vaccins et d'antitoxines, tous ces continuateurs de la grande œuvre du Maître, tous ces savants, dans le silence des laboratoires, penchés sur le microscope ou attentifs devant une expérience, méprisant le bruit de la rue et les plaisirs du monde, dédaigneux des dangers de la mort dont leurs microbes les entourent, portant sur la poitrine la croix des braves, gagnée sur ce champ de bataille où ils luttent pour notre vie !

En nous retirant, dans le jardin, au milieu de cobayes inoculés de la tuberculose, de chiens inoculés de la rage, et de tant d'autres animaux inoculés de tant d'autres maladies, au milieu de ce jardin où l'on cultive des microbes comme d'autres cultiveraient des fleurs, nous aperçûmes Pasteur : il était assis, déjà brisé par l'âge, il allait bientôt mourir : maintenant, il repose dans cet Institut, d'où son Esprit rayonne à travers le monde.

Cet homme n'aurait pas dû mourir !

Son œuvre, du moins, est immortelle et féconde.

Féconde, car de son œuvre et de son Institut, sortiront tous les remèdes aux maladies jusqu'ici réputées incurables.

Hier, c'était la rage vaincue; aujourd'hui,

c'est le croup guéri. Que réserve demain? Tout. Tout, même la guérison de la phtisie pulmonaire, qui fauche par année et de par la terre plus d'un million (1) de victimes, au printemps de la vie!

C'est alors que Pasteur, l'initiateur génial de toutes ces découvertes, apparaîtra comme le plus grand Génie scientifique du siècle, comme le plus grand bienfaiteur de l'humanité, de tous les temps et de tous les peuples!

Novembre 1898.

Dr BOUTIRON (O. A.),
de la Rochelle.

(1) Plus de 150.000 en 1895, rien qu'en France!

ALENÇON. — IMP. VEUVE FÉLIX GUY ET Cie

www.ingramcontent.com/pod-product-compliance
Ingram Content Group UK Ltd.
Pitfield, Milton Keynes, MK11 3LW, UK
UKHW021652260726
13994UKWH00003B/1436